Dr Jean TOUZERY

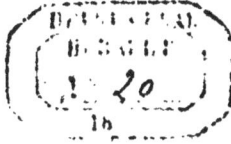

DES

Crises

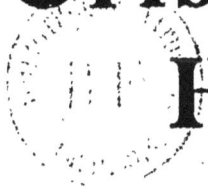

Hypothermiques

au cours

De la Fièvre Typhoïde

MONTPELLIER
Firmin, Montane et Sicardi

DES

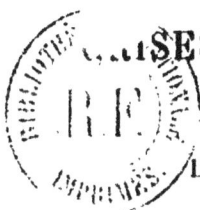

CRISES HYPOTHERMIQUES

AU COURS

DE LA FIÈVRE TYPHOIDE

DES
CRISES HYPOTHERMIQUES

AU COURS

DE LA FIÈVRE TYPHOÏDE

PAR

Jean TOUZERY

DOCTEUR EN MÉDECINE

MONTPELLIER

IMPRIMERIE FIRMIN et MONTANE

MONTANE, SICARDI ET VALENTIN, SUCCESSEURS

Rue Ferdinand-Fabre et Quai du Verdanson

1911

PERSONNEL DE LA FACULTÉ
Administration

MM. MAIRET (✱) . . . . DOYEN
SARDA . . . . ASSESSEUR
IZARD . . . . SECRÉTAIRE

Professeurs

Clinique médicale	MM. GRASSET (✱)
	Chargé de l'enseign' de pathol. et thérap. génér
Clinique chirurgicale	TÉDENAT (✱)
Thérapeutique et matière médicale	HAMELIN (✱)
Clinique médicale	CARRIEU.
Clinique des maladies mentales et nerv.	MAIRET (✱)
Physique médicale	IMBERT.
Botanique et hist. nat. méd.	GRANEL
Clinique chirurgicale	FORGUE (✱)
Clinique ophtalmologique	TRUC (✱).
Chimie médicale	VILLE.
Physiologie	HEDON.
Histologie	VIALLETON
Pathologie interne	DUCAMP.
Anatomie	GILIS (✱).
Clinique chirurgicale infantile et orthop.	ESTOR.
Microbiologie	RODET.
Médecine légale et toxicologie	SARDA.
Clinique des maladies des enfants	BAUMEL.
Anatomie pathologique	ROSC.
Hygiène	BERTIN-SANS (H.)
Pathologie et thérapeutique générales . .	RAUZIER.
	Chargé de l'enseignement de la clinique médicale.
Clinique obstétricale	VALLOIS.

Professeurs adjoints : MM. DE ROUVILLE, PUECH, MOURET
Doyen honoraire : M. VIALLETON
Professeurs honoraires : MM. E. BERTIN-SANS (✱), GRYNFELTT
M. H. GOT, Secrétaire honoraire

Chargés de Cours complémentaires

Clinique ann. des mal. syphil. et cutanées	MM. VEDEL, agrégé.
Clinique annexe des mal. des vieillards . .	VIRES, agr. libre
Pathologie externe	LAPEYRE, agr. lib.
Clinique gynécologique	DE ROUVILLE, prof. adj.
Accouchements	PUECH, Prof. adj.
Clinique des maladies des voies urinaires	JEANBRAU, agr. libr.
Clinique d'oto-rhino-laryngologie	MOURET, Prof. adj.
Médecine opératoire	SOUBEYRAN, agrégé.

Agrégés en exercice

MM. GALAVIELLE	MM. LAGRIFFOUL.	MM. DERRIEN
VEDEL	GAUSSEL	MASSABUAU.
SOUBEYRAN	RICHE	EUZIÈRE.
GRYNFELTT Ed.	CABANNES	LECERCLE.
LEENHARDT	DELMAS (Paul)	FLEIG chargé des fonc

Examinateurs de la Thèse

MM. DUCAMP, président.	LEENHARDT, agrégé.
GRANEL, professeur.	EUZIÈRE, agrégé.

A LA MÉMOIRE DE MON PÈRE

A MA MÈRE

*Faible témoignage de ma reconnaissance
et de ma profonde affection.*

A MES SŒURS ET A MES FRÈRES

A MES PARENTS

A MES AMIS

J. TOUZERY

A MON PRÉSIDENT DE THÈSE

MONSIEUR LE PROFESSEUR DUCAMP

A MONSIEUR LE PROFESSEUR GRANEL

A MONSIEUR LE PROFESSEUR AGRÉGÉ LEENHARDT

A MONSIEUR LE PROFESSEUR AGRÉGÉ EUZIÈRE

A TOUS MES MAITRES

J. TOUZERY

Avant de quitter les bancs de cette Ecole, nous tenons à adresser les remerciements les plus sincères aux maîtres dévoués qui nous ont prodigué leur enseignement.

Nous assurons plus particulirement de notre reconnaissance M. le professeur agrégé Euzière, qui a bien voulu nous inspirer le sujet de notre travail et nous aider de ses conseils. Que M. le professeur Ducamp, qui nous a fait l'insigne honneur d'accepter la présidence de notre thèse, daigne agréer l'hommage de notre gratitude, ainsi que M. le professeur Granel, pour la bienveillance qu'il nous a toujours témoignée, et M. le professeur agrégé Leenhardt, pour l'accueil sympathique que nous avons constamment trouvé auprès de lui.

DES
CRISES HYPOTHERMIQUES

AU COURS

DE LA FIÈVRE TYPHOIDE

INTRODUCTION

Il est classique de représenter le graphique de la température dans la fièvre typhoïde, sous la forme d'un trapèze régulier, dont les côtés correspondent aux différents stades de cette maladie. Après un septenaire d'oscillations régulièrement ascendantes, la température, arrivée aux environs de 40°, s'y maintient en plateau pendant un second septenaire, correspondant à la période d'état; puis quelques grandes oscillations de stade amphibole donnent le signal de la défervescence, et la température retombe ainsi graduellement à la normale.

Mais à côté de cette courbe idéale, que d'anomalies cliniques ! Et ne pourrait-on pas dire, à propos de la dothiénentérie, que l'exception est plus fréquente que la règle !

Sans parler de ces formes rares, signalées par Potain,

dans lesquelles la température se maintient constamment entre 35 et 37 degrés, on observe une multitude de cas cliniques où la courbe thermique est troublée par quelque oscillation inattendue.

C'est quelquefois la brusque hyperthermie, annonçant la localisation appendiculaire ou hépatique de l'infection éberthienne.

Mais c'est plus souvent l'hypothermie subite et passagère, consécutive à l'hémorragie intestinale, ou à la perforation, avec son cortège de symptômes péritonéaux.

C'est encore l'abaissement symptomatique de complications, moins fréquentes sans doute, mais non moins graves : processus gangréneux, viscéraux, lésions rénales et hépatiques, infections secondaires colibacillaires, diarrhées profuses.

C'est enfin un incident, encore plus rare, caractérisé par une brusque hypothermie survenant en dehors des causes déjà signalées : au cours d'une fièvre typhoïde normale, le plus souvent sans prodromes, la température s'abaisse en quelques heures à 34, 35, 36 degrés. Cet état s'accompagne de phénomènes généraux, de troubles fonctionnels variés, dure simplement quelques heures ou une demi-journée ; puis la température retrouve son degré normal, et l'affection suit son cours comme si rien n'était survenu. Le même incident se reproduit assez souvent, plusieurs fois pendant la même maladie. L'examen le plus minutieux ne permet pas de découvrir la moindre lésion organique ; le phénomène mérite donc bien le nom de crise hypothermique essentielle que lui ont donné quelques cliniciens.

La plupart des ouvrages classiques ne parlent guère de ces crises, et cependant le fait nous semble bien digne d'attention. En présence d'un cas de ce genre, le médecin pensera inévitablement à une hémorragie ou à une perforation ; or, l'expérience a démontré plusieurs fois qu'une laparotomie inutile pouvait bien ne pas être toujours sans danger chez un typhique.

Les crises hypothermiques de la dothiénentérie présentent donc un certain intérêt. Aussi, Monsieur le professeur agrégé Euzière nous a-t-il conseillé de faire de cette question une étude d'ensemble et de la prendre comme sujet de notre thèse inaugurale. Il a bien voulu nous transmettre une intéressante observation, recueillie par lui chez un malade de l'asile d'aliénés. Nous tenons encore à l'en remercier sincèrement. C'est grâce à ses indications et à ses savants conseils que nous avons pu mener à bout notre modeste travail.

Nous diviserons cette étude en quatre parties :

Dans la première, nous établirons la réalité de l'existence de ces crises hypothermiques qui, si elles ne sont pas niées, sont peut-être trop peu connues, et nous tâcherons d'en esquisser le tableau clinique.

Puisque de nombreuses complications peuvent simuler la crise hypothermique, nous indiquerons ensuite les éléments du diagnostic.

Dans une troisième partie, nous examinerons si l'on a pu donner de ces faits une interprétation pathogénique satisfaisante.

Quelques mots sur le pronostic et le traitement termineront cette étude.

CHAPITRE PREMIER

SYMPTOMATOLOGIE

Avec Monnier et Tissot on peut distinguer deux va-
riétés de crises hypothermiques ; une forme légère et une
forme grave ; celle-ci est bien mieux connue, à cause
peut-être des phénomènes généraux qui l'accompagnent et
qui attirent davantage l'attention sur elle.

A. — Crise hypothermique légère

Elle se traduit par un seul symptôme : l'abaissement
de la température, sans adjonction d'aucun signe nouveau. Aussi doit-elle passer souvent inaperçue, et c'est
peut-être par là que s'explique son apparente rareté.

Cependant, Wunderlich l'avait signalée depuis déjà
longtemps. D'après lui, elle se produit toujours du septième au onzième jour. Les observations de Monnier, que
nous relatons ci-dessous, montrent l'inexactitude de cette
assertion ; cet auteur l'a observée, en effet, dans le second
et le troisième septennaires.

Jaccoud en publie un cas dans ses cliniques.

Mais les observations les plus nettes sont dues à Monnier. Sur 83 cas de typhoïdes traitées, il a pu observer
le phénomène 3 fois. Voici le résumé de ses observations :

OBSERVATION PREMIÈRE
(Monnier. Gazette Médicale de Nantes, 1907).

Salle 20 de l'Hôtel-Dieu. Femme de 21 ans, entrée le 16 janvier 1900, couchée au numéro 10. Séro positif. A la fin de la troisième semaine, chute brusque de la température, sans aucun autre signe apparent, de 39 degrés le soir à 36°4 le matin ; la température remonte le soir même à 38°6. Guérison.

OBSERVATION II
(Monnier. Id.)

Salle 8. Homme de 28 ans, couché au numéro 32.

Début de la fièvre typhoïde vers le 16 septembre 1900. Séro-diagnostic positif. Chute brusque de température de 40 degrés à 36°6, le 2 octobre, sans autre signe. La température remonte le lendemain à 39°8.

OBSERVATION III
(Monnier. Id.).

Jeune domestique de 20 ans, aux pensionnaires femmes de l'Hôtel-Dieu.

Séro-diagnostic positif au 1/50. Sans raison apparente, chute brusque de température de 39 à 35 degrés.

Babonneix a aussi observé un cas de crise hypothermique qui semble bien devoir être rangé dans la catégorie des crises légères. Il est vrai qu'il s'agit d'un cas de pneumo-typhus.

OBSERVATION IV

(Babonneix. Gazette des Hôp., 1er mars 1910. — Résumée.)

Eugène B..., douze ans, rentré le 28 septembre 1908, salle Bouchut, numéro 3.

Le 30, splénomégalie (6 $\times$ 4), météorisme et quelques taches rosées. Température à 40°.

Le 1er octobre, « le malade semble commencer sa défervescence ». Le 2 octobre, la température tombe à 36°8. Aucun symptôme péritonéal, pas de hoquet, pouls à 82 régulier, faciès relativement bon. La palpation du ventre ne révèle rien d'anormal et ne provoque aucune douleur. La matité hépatique n'a pas disparu.

Le lendemain, la température est remontée.

On peut observer des crises d'hypothermie légère, avant ou après des graves dans la même maladie. C'est ce qui est arrivé dans le cas de Courtellemont et Hautefeuille, dont nous parlons plus loin : la malade a eu des crises légères les 2, 6 et 9 octobre ; elles avaient été précédées de six crises graves.

Wunderlich prétend que le pronostic est assombri du fait de ces crises ; la plupart des cliniciens disent qu'il n'en est rien, et les faits paraissent leur donner raison.

B. — CRISE HYPOTHERMIQUE GRAVE

Dans la crise légère, l'abaissement de la température était le seul phénomène anormal ; dans la crise grave, outre que l'hypothermie peut atteindre un degré bien plus bas, on voit survenir des troubles fonctionnels fort variés. Aussi l'allure clinique est autrement brutale et sévère.

Ici la littérature médicale est un peu plus chargée, mais toutes les observations ne sont pas également intéressantes.

Griesinger parle « d'un malade de 20 ans, très gravement atteint, chez qui la température baissa subitement au septième jour, dans l'espace de douze heures, de 40°1 à 36°5. Cet abaissement s'accompagne de tous les autres signes d'un collapsus intense. Le jour suivant, il y avait une nouvelle élévation de température et éruption consécutive de roséole. »

Liebermeister avait déjà remarqué que parfois l'aggravation des symptômes nerveux, caractérisés par un délire intense, entraîne une chute de la température.

Bernheim, de Nancy, en a relaté un exemple frappant : l'intensité des troubles nerveux, jointe à l'hypothermie, lui fit mettre en doute le diagnostic de dothiénentérie, porté par un confrère ; mais bientôt la température reprit son degré normal, en même temps que s'atténuaient les phénomènes cérébraux.

Rosenthal a observé un cas concernant un adulte dont la température subit au treizième jour d'une fièvre typhoïde une chute de 100 degrés Fahrenheit à 95 degrés ; en même temps, forte dépression nerveuse ; l'hypothermie fut passagère et le malade guérit.

Tissot parle aussi d'une observation de Willaume ; mais il semble bien qu'il faille penser plutôt à de la myocardite qu'à une crise hypothermique vraie.

Les faits les plus intéressants, sans contredit, sont ceux rapportés par Babonneix dans la *Gazette des Hôpitaux*, par Courtellemont et Hautefeuille dans l'*Echo Méri-cal du Nord*, par Euzière, par Tissot dans sa thèse, par Monnier dans la *Gazette Médicale de Nantes*, et enfin par Léger, dans les *Annales Médicales de Caen*. Nous allons nous en occuper maintenant.

Babonneix a publié en 1910 plusieurs observations de fièvre typhoïde à forme anormale. Trois d'entre elles nous offrent des exemples typiques de crise hypothermique grave. Nous allons les rapporter successivement, à cause de leur grand intérêt.

OBSERVATION V

(Babonneix. Gazette des Hôp., 1er mars 1910.)

Renée J..., 14 ans, entrée à Parrot le 6 avril 1907.

Antécédents héréditaires. — Le père est mort de grippe infectieuse, la mère de néphrite. Ils avaient eu deux enfants, dont l'un est mort à deux ans de diarrhée.

Antécédents personnels. — La petite malade a été élevée au sein maternel jusqu'à six mois, puis au lait de vache jusqu'à seize mois. Elle a parlé et marché à un an, a eu la rougeole à trois. Depuis, elle s'est toujours bien portée.

Début de la maladie. — Elle est souffrante depuis huit jours. Sa maladie a commencé par des étourdissements, de la céphalée, des crampes d'estomac, suivies de vomissements, une diarrhée abondante et fétide, de la somnolence, des douleurs dans les jambes, du délire.

Etat actuel (7 avril). — Renée J... est bien développée et offre l'aspect d'une adolescente. Elle est un peu abat-

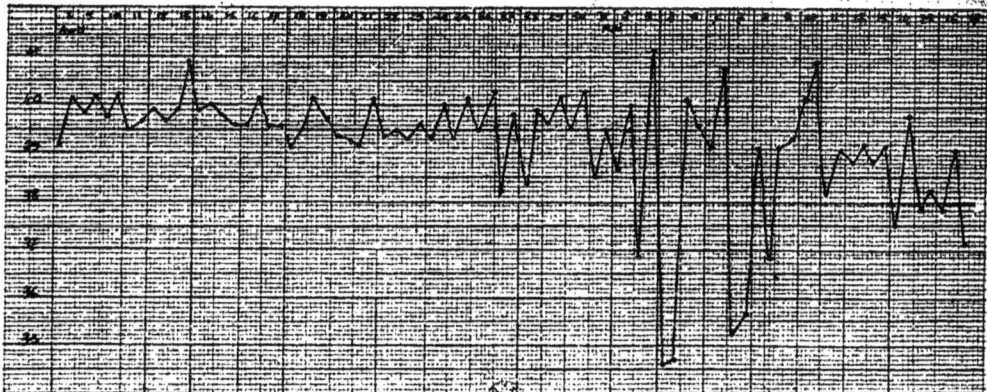

Observation V. — Reçue J. (Babonneix

tue, mais répond bien aux questions qui lui sont posées.
Elle se plaint de la tête ; sa peau est chaude et sèche.
La température est à 39°2, le pouls à 120 ; il n'y a aucun
signe de bronchite. Le cœur n'est pas dilaté, mais à l'auscultation, le premier bruit est un peu sourd et pro-
longé. La langue est blanche sur le dos, rouge sur les
bords et à la pointe. La rate est grosse, le ventre non
ballonné, mais il existe un léger degré de gargouillement iliaque. Les taches rosées font défaut. Les urines,
rares, foncées, contiennent un peu d'albumine. Le séro-
diagnostic est positif au 1/30 et au 1/50.

Evolution. — Le 10 avril, l'état est le même ; il y a,
de plus, quelques râles aux bases. Le pouls est mou ; il
y a des tendances nettes à l'embryocardie.

Le 17, la tension artérielle est toujours faible ; le premier bruit à la pointe a disparu ; la bronchite fait des
progrès.

Le 21, le pouls est un peu mieux frappé, mais il bat à
126 à la minute. Le foie est gros.

Le 24, le pouls est à 132, la langue est sèche, les urines
toujours rares et albumineuses.

Le 25, le pouls s'élève à 144 ; les bruits du cœur s'as-
sourdissent encore.

Le 26, le pouls n'est plus qu'à 120, mais il offre quelques intermittences ; l'enfant est plus abattue ; elle au-
rait eu quelques mictions involontaires.

Le 27, on constate l'existence d'un souffle mésosystoli-
que en dedans de la pointe. Le pouls est à 115 ; la malade a eu une nuit très agitée.

Le 28, le souffle est nettement systolique et se perçoit
exactement à la pointe.

Le 29, le pouls est à 134 ; il y a quelques soubresauts

des tendons ; la respiration est irrégulière. Le foie est gros, la bronchite toujours très intense ; la stupeur augmente.

Le 31, on perçoit par intervalles le souffle systolique de la pointe. A la base, le premier bruit est obscur.

Le 3 mai, le pouls est à 130, faible mais régulier. La quantité des urines s'élève à 1 litre 1/4, mais ce que l'on constate surtout, c'est une brusque défervescence de 39 degrés à 37°2, accompagnée de collapsus. Il n'y a d'ailleurs aucun phénomène intestinal.

Le 4, mêmes phénomènes thermiques, mais encore plus accentués. La température, prise à plusieurs reprises, tombe de 41°2 à 34°8 ; des phénomènes inquiétants de collapsus accompagnent cette invraisemblable chute de 7 degrés, qu'aucun phénomène ne permet d'ailleurs d'expliquer ; il n'y a, ni ce jour, ni les suivants, rien qui permette de penser à une hémorragie, à une perforation, à une intoxication médicamenteuse. On note seulement : 1° des ecchymoses aux endroits où sont faites les injections sous-cutanées ; 2° des vergétures sur les membres inférieurs.

Le 6 mai, la température remonte à près de 41 degrés ; la jeune malade est dans un état d'agitation continuelle ; son pouls est mou et dépressible ; les selles sont jaunes, liquides, involontaires.

Le 7, nouvelle descente thermique de 40°8 à 35°7.

Le 8, le souffle systolique de la pointe est toujours net ; les autres symptômes persistent.

Le 9, le pouls est à 160 ; la jeune Renée se plaint de douleurs lombaires, mais l'examen physique ne décèle rien à cet endroit. Le souffle de la pointe se propage dans l'aisselle.

Le 11, le pouls est à 148, avec quelques intermittences.

Le ventre paraît un peu ballonné. Il y a eu six selles dans les 24 heures ; le foie est douloureux. A la base du poumon droit : souffle tubaire, râles fins ; à ces signes s'adjoint une matité franche lobaire. Le pouls bat à 170.

Le 16, la jeune Renée est plongée dans le coma ; elle meurt le 17 au matin.

Autopsie (faite au bout de 24 heures). — En plus des lésions habituelles de la fièvre typhoïde, et d'une pneumonie hypostatique de la base droite, on trouve des végétations verruqueuses sur la face auriculaire de la mitrale. La rate est molle, diffluente, avec peut-être sur son bord une cicatrice d'infarctus.

Nous avons cru devoir reproduire intégralement cette observation, parce qu'elle nous a paru particulièrement instructive. Voici maintenant les observation que suggèrent à Babonneix les crises hypothermiques du 3 et du 7 mai :

« Ce sur quoi nous voudrions insister, c'est sur cette invraisemblable chute de température, qui s'est produite le 3 mai, et au cours de laquelle le thermomètre est tombé de 41°2 à 34°5. Pour expliquer cette chute, on ne peut invoquer aucune des causes habituellement incriminées en pareil cas ; il n'y avait pas d'intoxication médicamenteuse ; le foie ne paraissait point adultéré ; enfin et surtout, il n'y a eu aucun symptôme permettant de penser à une hémorragie ou à une perforation intestinale. Force nous est donc de mettre sur le compte de l'endocardite, ou si l'on préfère de la septicémie, les accidents observés. Car nous étions à la septième semaine de la maladie, bien tard, par conséquent, pour penser au stade amphibole. »

Nous verrons plus loin ce qu'il faut penser de l'interprétation pathogénique de Babonneix. Mais ce que nous pouvons remarquer dès maintenant, c'est que, pas plus dans cette observation que dans celles qui vont suivre, Babonneix ne prononce le mot de crise hypothermique. Et cependant, ces faits répondent exactement à la définition que nous avons donnée et aux descriptions des cliniciens. Babonneix semble donc n'avoir pas eu connaissance des travaux de Tissot et de Monnier.

OBSERVATION VI

(Babonneix. *Loco citato.* — Résumée.).

Henri M..., sept ans et demi, entré à Bouchut le 8 octobre 1907, lit numéro 8, pour gale.

Antécédents héréditaires. — Mère morte tuberculeuse. Père bien portant et sept frères également bien portants.

Antécédents personnels. — Enfant délicat et chétif. Abcès froids à 18 mois, rougeole, oreillons. Depuis cinq semaines, l'enfant a la gale.

État actuel. — Lorsqu'il est amené, le 22 octobre, le petit malade paraît fatigué ; langue sale et teint pâle ; il est maigre, décharné et l'on trouve dans les aines, les aisselles, les parties latérales du cou, des ganglions durs, évidemment caséifiés. Hypertrichose. Bref, l'aspect général est celui d'un petit tuberculeux ; l'examen des poumons confirme cette impression en décelant l'existence d'un affaiblissement respiratoire marqué dans les régions sous-claviculaires. La température est de 37°8.

Évolution. — Les jours suivants, la température monte

progressivement, avec des rémissions matinales et des exacerbations vespérales, de façon à atteindre, le 2 novembre, le chiffre de 40 degrés, auquel elle se maintient pendant une semaine environ. Pendant toute cette période, l'enfant est triste et gémit quand on le touche ; on constate peu de symptômes abdominaux, mais surtout des symptômes pulmonaires.

Le 6 novembre, le pouls est dicrote. L'enfant est encore plus grognon et se plaint d'insomnie. Constipation. Langue sèche, collante, gargouillement iliaque, météorisme, splénomégalie.

Le 7 novembre, le pouls est nettement dicrote.

Le 8 apparaît une tache rosée.

Le 9, le pouls est à 100, la respiration à 36.

Le 10, l'enfant est encore plus grincheux que les jours précédents ; il a du délire une partie de la nuit.

Le 11, le pouls tombe à 92, la température à 37°, chiffre auquel elle reste pendant 24 heures. Comme la veille, l'enfant s'était plaint de douleurs dans le flanc gauche, on redoute une hémorragie ou une perforation, mais on n'en trouve aucun symptôme. Le séro-diagnostic est pour la première fois positif.

Le 12, l'état ne s'est pas modifié ; les selles continuent à être normales ; on croit noter quelques intermittences du pouls.

Le 13, le pouls est à 120, la respiration à 44 ; les phénomènes d'ordre méningé rétrocèdent.

Le 14, le pouls est à 104, la respiration est à 24 ; la température remonte à 39°4 ; l'enfant est de nouveau très abattu ; on trouve de nombreuses taches rosées.

A partir du 15 novembre, la température tombe progressivement ; le 22, l'enfant demande à manger. Quelques jours après, il sort de l'hôpital guéri de sa typhoïde et aussi de sa gale.

Babonneix publie cette observation à cause des difficultés de diagnostic avec la granulie. Il n'attire pas tout d'abord l'attention sur la crise hypothermique du 11 novembre ; mais il fait suivre l'observation de Renée J..., que nous avons relatée plus haut, de la note suivante : « Même chute thermique, le 11 novembre, chez le jeune M... Henri, ici encore sans symptômes intestinaux. Nous pouvons donc déclarer, comme l'ont déjà fait plusieurs auteurs, que les défervescences brusques au cours de la dothiénentérie n'annoncent pas toujours l'imminence d'une complication intestinale. »

Observation VII

(Babonneix. Gazette des Hôp., 3 mars 1910. — Résumée.)

Pierre A..., 15 ans 1/2, entre le 7 octobre 1907, salle Bouchut, lit n° 3.

Aucun antécédent, ni héréditaire, ni personnel.

Depuis un mois, le malade est mal à l'aise ; depuis une semaine il a été obligé de s'aliter ; il souffre de céphalée ; il a eu du délire, des vomissements, de la diarrhée.

A son entrée, le malade est très abattu ; le pouls bat à 120 régulièrement ; langue sèche, fuligineuse, trémulante. Ni douleurs, ni gargouillements. Par contre, il existe de la bronchite disséminée, des taches rosées lenticulaires et une légère tendance à l'embryocardie.

Le 14 octobre, le malade a eu un vomissement vert. Au matin, on constate que la température est tombée de 39°4 à 36°5 ; l'on se demande s'il ne va pas faire une complication intestinale ; mais le pouls est bon, il n'y a pas de ballonnement du ventre, pas de disparition de la matité hépatique, pas de selles sanguinolentes ; le facies n'est pas péritonéal. On se décide à attendre, et jusqu'au 28, on ne constate rien de spécial. A cette date, nouvelle chute brusque, moins intense que la première, mais toujours sans aucun phénomène intestinal.

Le 1er novembre, le pouls bat régulier à 108. Il y a un certain nombre de taches rosées. Le foie est un peu gros ; la rate pas perceptible ; le cœur et le poumon fonctionnent normalement. Pas d'albumine.

Guérison complète.

« L'intérêt de ce cas, dit Babonneix, réside dans l'existence de deux chutes thermiques inexplicables, dont l'une accompagnée de vomissements verts. Pour affirmer l'existence d'une hémorragie ou d'une perforation typhique, les défervescences brusques ne suffisent donc pas, non plus que les vomissements, si ceux-ci restent peu abondants ; il faut la constatation de symptômes plus sûrs : réactions péritonéales, présence de sang dans les selles. »

Babonneix ne prononce donc pas le mot de crise hypothermique. Il n'en est pas de même de Courtellemont et Hautefeuille ; ces auteurs ont observé un cas anormal de typhoïde avec abaissement de température qu'ils classent nettement dans la catégorie des crises hypothermiques graves.

OBSERVATION VIII

(Courtellemont et Hautefeuille, Echo Médical du Nord, 15 novembre 1908)
(Résumée.)

Jeune fille de 17 ans, sans profession, entrée le 2 septembre 1907 à l'Hôtel-Dieu, salle Padieu, n° 1.

Antécédents héréditaires et personnels nuls.

Depuis 8 jours elle se sent fatiguée ; quelques vomissements ; mal de tête ; fièvre.

Le 2 septembre au soir, sa température était à 39°3 ; le 3, elle était à 40°2. Splénomégalie. Pas de diarrhée, ni de constipation, ni de ballonnement du ventre, ni de douleurs abdominales.

Le 5, quelques taches rosées ; séro-diagnostic positif. Etat général très bon, sans stupeur ni délire, sans état typhoïde.

Les jours suivants la courbe de température se maintient entre 38°8 et 40°. Le tableau clinique est celui d'une typhoïde bénigne, sans symptômes nerveux.

Dans la nuit du 9 au 10 septembre, c'est-à-dire le dix-septième jour de la maladie, le tableau change ; brusquement, vers minuit, la malade est prise d'un frisson violent; elle a une sensation de froid généralisée, son visage est devenu très pâle ; ses extrémités sont froides ; elle ressent un malaise indéfinissable, très pénible, a de l'angoisse, est sur le point de tomber en syncope. La température rectale prise à ce moment est de 36°3, alors qu'à neuf heures du soir elle était de 39°6.

Une piqûre de caféine fut faite aussitôt ; au bout d'une demi-heure, les symptômes s'atténuèrent, mais ne disparurent complètement que dans le cours de la nuit. A 3 heures

OBSERVATION VIII. — (Courtellemont et Hautefeuille)

du matin, la température rectale marquait 34°7, à 6 heures, elle était de 36°2 ; à 9 heures du matin elle était remontée à 37°4, et à midi elle était de 39°9. Entre 9 heures du soir et midi, la courbe thermique avait fait une chute de 39°6 à 34°7 pour remonter à 39°9.

La nuit suivante (du 10 au 11 septembre), même crise, mêmes réactions nerveuses de collapsus et même menace de syncope. La température qui, à 9 heures du soir, était à 39°, baisse à minuit à 34°7, s'y maintient jusqu'à 3 heures du matin, et à 6 heures du matin était revenue à 38°, pour être à 38°9 à 9 heures. Une injection de sérum fut pratiquée au cours de la crise.

La nuit du 12 au 13, nouvelle crise, mais moins forte ; de 38°8 à 9 heures, la courbe s'abaisse à 36°6 à minuit pour remonter ensuite.

La nuit du 13 au 14, nouvelle crise : 40° à 9 heures le 13 au soir, 36°9 à minuit, 40°1 à 9 heures du matin.

Autre crise dans la nuit du 15 au 16 septembre, en partie diurne cette fois-là : 39°4 à 3 heures de l'après-midi, 37° à 6 heures, 36°4 à 9 heures. Enfin, dernière et légère crise dans la journée du 16 (chute de 38°2 à 36°8).

Le reste de la maladie se passe sans incidents importants, l'état général restant excellent. La fièvre cependant ne tomba que le 10 octobre (38 jours après l'entrée à l'hôpital). Escarre fessière sans gravité. A la fin du cycle thermique, quelques petits abcès du dos. A cette même époque, présence pendant quelques jours, sur les matières fécales, de quelques gouttes de sang rouge, non mélangé à ces matières et provenant d'hémorroïdes.

Enfin, dans les derniers jours de fièvre, les 2 octobre, 6 octobre, 9 octobre, petites crises hypothermiques bénignes sans aucun phénomène subjectif, sans collapsus. La conva-

lescence fut remarquable par la longue durée de l'hypothermie (du 12 au 18 octobre presque sans interruption). —
La malade sortit complètement guérie.

Voici maintenant l'observation recueillie par M. Euzière
dans le service de M. le professeur Mairet.

Observation IX

(M. Euzière, Province Médicale, 25 septembre 1909.)

P.., est un vieil aliéné qui est depuis sept ans à l'asile
de Montpellier. Il a aujourd'hui trente-quatre ans, et malgré ses idées délirantes répond correctement aux diverses
questions qu'on lui pose. Le 14 février 1909, après quelques jours, pendant lesquels il se plaignit de maux de
tête et de manque d'appétit, on le trouva plus fatigué et
on le fit entrer à l'infirmerie. La température était alors
de 38° et atteignit le soir même 38°5. Le malade état légèrement abattu. La langue, blanche au milieu, était rouge
à la pointe et sur les bords. Le ventre était tendu, douloureux à la pression, on sentait quelques gargouillements
dans la fosse iliaque droite. Le cœur était bon, le pouls
battait régulièrement à 86. On trouvait un peu de subma-
tité au sommet gauche et à la base du même côté où, à
l'auscultation, on percevait quelques râles humides. Le
malade fut purgé et on lui donna deux cachets de pyramidon de 0,15 centigrammes, les seuls qu'il ait pris pendant le cours de sa maladie. Dès le lendemain, la température était à 38°2, le matin, et à 39°3 le soir. Le tuphos
était très net et quelques taches rosées se découvraient à
la base de la poitrine. On commença à donner des bains
dont le malade prit une moyenne de trois quotidiennement.

Pendant les jours qui suivirent, l'état resta à peu près semblable. La maladie arrivée à sa période d'état s'annonçait comme ayant une intensité moyenne, et aucune complication n'apparaissait. La température, avec de faibles oscillations régulières, se maintenait entre 39° et 40°. Le cœur résistait bien, quoique le premier bruit fût légèrement soufflé. Le tuphos était assez prononcé mais ne présentait rien d'anormal. Le malade avait de la diarrhée mais sans qu'il y eut de ce côté là non plus rien d'inquiétant.

Au huitième jour du séjour à l'infirmerie qui paraissait être le onzième de la maladie, la température du matin était à 39°5, et rien de particulièrement inquiétant n'apparaissait chez le malade, lorsque, brusquement, vers 10 heures du matin, il fut pris de frisson, de sueurs, et l'état devint

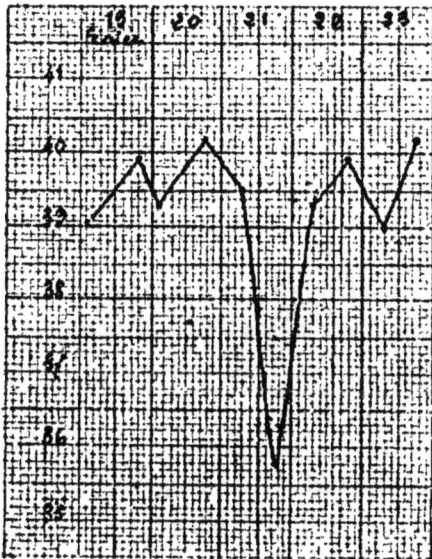

vint presque syncopal. Le pouls était petit, rapide, irrégulier, presque imperceptible, les lèvres étaient cyanosées.

Une médication énergique amena une légère amélioration, le soir la température était de 35°8, et l'état resta alarmant jusque vers les 11 heures du soir. Le mieux s'établit ensuite progressivement, et le lendemain la température était remontée à 39°3, rien ne restait de cette alarme. Le pouls était à 92, régulier et bien frappé. Le ventre n'avait cessé d'être souple. Les selles surveillées attentivement ne continrent jamais de sang.

La maladie reprit alors son cours normal, lorsque, au quinzième jour de la maladie, une nouvelle crise semblable à la première se produisit. Puis consécutivement tout rentra dans l'ordre et la fin de la maladie ne présenta rien de particulier. Au vingt-quatrième jour, la défervescence était complète et la convalescence commençait. Elle fut à la vérité assez longue et pénible.

Tissot, dans sa thèse, rapporte quatre observations de crise hypothermique grave. Deux d'entre elles sont particulièrement instructives.

Observation X

(Tissot. Thèse de Paris. 1909. — Résumée.)

G. V..., 37 ans, entré le 12 novembre 1903 au Bastion 29.

Malade depuis 5 semaines. Obnubilation qui rend difficile l'interrogatoire. Diarrhée ; pas d'épistaxis, ni de céphalée, ni de vomissements.

Etat de prostration profond ; facies indifférent ; il entend mal et comprend mal. Amaigrissement. Il ne tousse pas ; la langue est sale, blanche, rouge sur les bords et à la pointe ; la bouche est fuligineuse. Sur le thorax et l'abdomen, en avant, nombreuses taches rosées s'effaçant à la pression. A l'auscultation, les deux poumons sont remplis de râles. Le cœur bat faiblement ; pouls à 70. Le ventre est souple ; gargouillement dans la fosse iliaque et rate grosse. Pas de raideur de la nuque ni de troubles de la vue, ni d'inégalité pupillaire.

A son entrée, la température atteignait 38°5 à 9 h. du soir. Le lendemain matin, elle est descendue à 36° à 9 heures du matin, puis à 35° ; à ce moment, le pouls est à 64, très faible ; refroidissement des extrémités et cyanose.

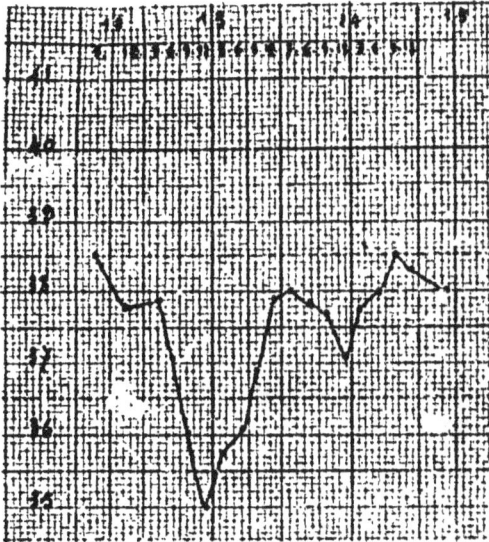

En le sondant il s'écoule 100 cc. d'une urine qui renferme de l'albumine, un léger nuage. La diazo-réaction est positive, intense ; le séro-diagnostic est positif, soubresauts des tendons. En présence de cette hypothermie, on donna au malade toutes les trois heures des demi-bains tièdes avec affusions d'eau froide. La température se relève peu à peu jusqu'à 38°, en même temps que l'état général s'améliore.

Le 14, pouls à 88, irrégulier ; le malade est plus éveillé, répond mieux aux questions, langue très rouge.

Du 19 au 24 novembre, la température se maintient aux environs de 38°, 39°. Un peu d'albumine. Escarre fessière. Râles de congestion.

Le 26, nouvelle éruption de taches rosées.

A partir du 27, la température redescend à 37, et la défervescence commence, entrecoupée de légères réascensions.

OBSERVATION XI

(Tissot. *Loco citato.* — Résumée.

C..., garçon laitier. Entré le 25 août 1903 au bastion 29, lit n° 16.

Depuis 8 jours, céphalée, nausées, pas de vomissements, diarrhée jaune.

A son entrée : céphalée ; tuphos ; douleur à l'épigastre ; affaiblissement ; langue tremblante, très sale ; fuliginosités ; ventre souple ; gargouillements ; constipation. Splénomégalie. Rien au cœur. Pouls à 92 ; température à 39°8. On institue le traitement des bains froids. Séro-diagnostic positif.

Le 26, la température s'est notablement abaissée ; en même temps, cyanose marquée des lèvres et des extrémités, surtout des mains.

27 août. Le malade a du délire, veut absolument quitter l'hôpital, se lève même. Son facies est anxieux, maussade. Taches rosées. Ventre souple et indolore.

Le 29 août, la température se relève peu à peu et oscille entre 38 et 39°.

Le 3 septembre, le malade se plaint beaucoup du ventre.

Le 4, brusquement, violente douleur dans la fosse iliaque droite. On craint une perforation, qui ne se produit pas. Glace sur le ventre.

Le 9 septembre, plus de douleur, ni de modification du pouls qui est à 76. La température est à 37°6.

Le 6, chute brusque de la température à 36°6. Pouls à 66.

Le 7, la température remonte à 37°6.

La maladie se continue sans autre incident pendant un mois ; la température se maintient aux environs de 37°. Le 11 octobre, le malade entre en convalescence.

OBSERVATION XII

(Tissot. *Loco citato.* — Résumée.)

H. H..., 29 ans, entre au bastion 29, le 12 janvier 1905, lit n° 10.

Céphalée et courbatures généralisées. Bourdonnements d'oreille. Vertiges. Insomnie. Anorexie. Vomissements.

A son entrée, langue rôtie, trémulante. Grosse rate. Soubresauts tendineux ; température à 38°6, pouls, 94.

13 janvier. La température s'étant abaissée encore à 38°, quelques phénomènes de cyanose et de refroidissement des extrémités étant apparus, on administre des demi-bains tièdes à 34° , avec affusions d'eau froide. Pouls, 94. Séro positif. Taches rosées.

Le 14, la température remonte peu à peu à 39°, l'état général s'améliore.

Les jours suivants, le même état continue, et la malade entre en convalescence le 27 janvier.

3

Observation XIII

(Tissot. *Loco citato.* — Résumée.)

L. M.., 48 ans, ménagère, entrée le 12 juin 1902 au Bastion 29.

Antécédents personnels. — Jamais été malade ; trois enfants bien portants.

Début de la maladie. — Le 8 mai, frissons, courbature, malaise, diarrhée par intermittences.

Examen à l'arrivée. — Langue sèche, sans fuliginosités, facies amaigri. Toux par quintes espacées avec expectoration sanguinolente ; signes physiques de congestion pulmonaire. Anorexie, pas de soif, diarrhée, 3 selles par jour ; pas de gargouillement. Cœur normal. Tuphos. Nuage d'albumine. Température, 39°4. Bains, tisane, lait.

Evolution. — 14 juin. Séro-diagnostic positif. Température, 39°2, pouls, 92.

Du 15 juin au 22 juillet, l'état se maintient sensiblement le même. Oscillations de température assez étendues. Rien au cœur. Pouls en général assez bon. De temps en temps, l'analyse des urines révèle la présence d'albumine. Alternatives de diarrhée et de constipation. De temps en temps, injection de sérum. Bains.

23 juillet. — Assez bon état. Température, 37°8. Pouls à 98.

24 juillet. — Température stationnaire. Pas de diarrhée. Toujours un peu de faiblesse.

25 juillet. — Dans la nuit du 24 au 25, selles en diar-

rhée, et depuis 5 jours elle ne prenait que du lait, ayant continuellement du dégoût et des nausées.

A 11 heures du matin, elle avait 37°6, à 2 heures, 35°3. La température est reprise plusieurs fois ; malgré cela, peu de signes nouveaux : un peu de pâleur, pas de refroidissement des extrémités, pas de frissons, pouls à 90, 100; rien du côté du ventre, vomissements bilieux verdâtres, foie un peu gros.

On pense à une hémorragie intestinale : ergotine, sérum gélatiné.

A 5 heures, 34°7.

A 11 heures, 33°8. Même état général, peu de modifica-

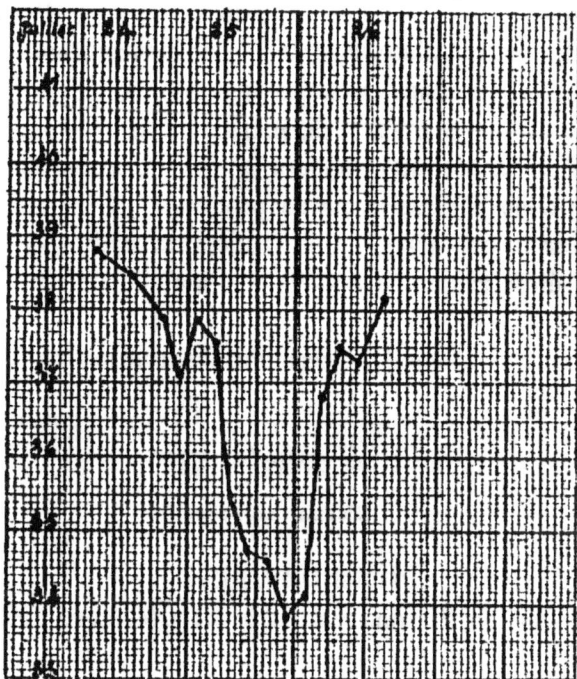

tions du pouls. Pas de vertiges, seulement une faiblesse assez grande et le corps se refroidit, 200 cc. de sérum artificiel, puis on réchauffe la malade avec des boules, des draps chauds. Peu d'urines. La température remonte un peu et atteint 36°7, puis 37°5 ; à partir de ce moment, la malade revient à son état précédent et après avoir oscillé entre 37° et 38° pendant quelques jours, la température atteint définitivement la normale, le pouls s'améliore et la malade entre en convalescence.

Outre les trois cas de crise hypothermique légère qui nous avons relatés, Monnier a pu observer deux fois des crises graves. Dans le premier cas, il s'agit d'une jeune fille de 19 ans, présentant une typhoïde d'évolution absolument normale, avec séro-diagnostic positif au 1/500. Le quatorzième jour, la malade se plaignit d'un malaise subit, avec angoisse, oppression et état syncopal. Le thermomètre, mis dans la cavité vaginale, ne monta qu'à 35°8, alors que la température, prise sept heures avant, atteignait 39°2. Monnier redouta une perforation, mais aucun symptôme péritonéal ne se produisit ; il se contenta de traiter le collapsus, et, le lendemain matin, la température était remontée à 38°9. La malade guérit complètement.

Voici maintenant la seconde observation de Monnier.

OBSERVATION XIV

(Monnier. *Loco citato*.)

Salle n° 15 de l'Hôtel-Dieu, lit 32.

Femme de 22 ans, entrée le 21 décembre 1909. Séro-diagnostic positif.

Le 8 janvier 1901, je trouve à ma visite du matin la malade dans un état d'apparence très grave : faciès pâle, sueurs profuses, pouls à peine perceptible.

L'auscultation du cœur dénotait de l'arythmie.

La température était de 36°4, alors que, la veille au soir, elle atteignait 40°.

Rien du côté de l'abdomen, du foie ou des reins ; pas d'hémorragie intestinale.

Sous l'influence des toniques cardiaques, des stimulants, la température remonta à 37°5, puis le lendemain à 37°8 en même temps que l'état général devenait meilleur ; la convalescence survint au bout de plusieurs jours, et bientôt la malade sortait guérie de l'hôpital.

Au mois de mai 1906, le docteur Léger a publié, dans l'Année Médicale de Caen, une autre observation de crise hypothermique grave au cours de la fièvre typhoïde : Femme de 25 ans dont la maladie dure de juillet à octobre 1905. Un jour elle présente une crise de délire impulsif, suivie d'état adynamique profond, de refroidissement, d'abaissement thermique. Le tracé redevient normal, puis, de temps en temps, sans cause apparente, brusques dépressions. La feuille de température montre le 11 août une descente de 39°2 à 36°9 ; le 23, de 39°2 à 37°. Il y eut une rechute pendant laquelle les écarts se manifestèrent surtout à l'approche de la convalescence ; la température descendit un jour à 34°5, mais le docteur Léger semble le mettre en doute, bien que, dit-il, le thermomètre eût été placé par une infirmière expérimentée ; ce chiffre ne nous étonne plus puisque Tissot a pu voir 34°.

Nous venons de résumer toutes les observations que nous avons pu recueillir ; elles sont suffisamment nombreuses, nous semble-t-il, pour permettre d'affirmer l'existence de ce type clinique ; la crise hypothermique au cours de la dothiénentérie. Elles vont maintenant nous aider à présenter en un tableau d'ensemble les principaux symptômes de cet état.

A en juger par quelques faits, il semble peut-être possible de prévoir la crise. Tels les cas jusqu'ici exceptionnels de typhiques chez lesquels on observe dès le début même de l'infection une tendance à la cyanose et aux lipothymies, de la dyspnée au moindre effort, une asthénie considérable.

Mais le plus souvent, rien n'annonce la crise. C'est inopinément qu'elle se présente, quelquefois dans le premier septénaire, quelquefois durant le second, quelquefois enfin, comme dans le cas de Léger, immédiatement avant la convalescence.

On pense à première vue que le typhique vient de faire une syncope cardiaque ou bulbaire : le faciès est syncopal, les traits pâles, les yeux excavés, le corps est baigné de sueurs froides ; les lèvres, les extrémités sont cyanosées ; la respiration rapide. On ausculte le cœur : les bruits sont sourds, irréguliers, avec tendance à l'embryocardie. Assez souvent il y a de la diarrhée ou des vomissements.

Au bout de 12, 16, 20 heures, tous ces symptômes s'atténuent ; et si, comme Courtellemont, le médecin ne voit son malade qu'après la crise, il a peine à croire que de pareils phénomènes se soient produits. Le malade redevient rapidement calme, retrouve sa pleine conscience ; le pouls bat à son rythme habituel ; on ne constate plus aucune lésion ni aucun symptôme du côté du cœur, des poumons, du foie, de la rate, du système nerveux, ni même au péritoine et à l'intestin. La température remonte au chiffre qu'elle atteignait avant la crise.

La crise ne paraît pas avoir d'influence sur la durée de la fièvre typhoïde ni sur son pronostic.

CHAPITRE II

DIAGNOSTIC

L'hypothermie, au cours de la fièvre typhoïde, peut se présenter dans un grand nombre de circonstances ; nous citions quelques exemples au début de ce travail. Il importe donc que le clinicien soit prévenu et puisse distinguer la crise hypothermique de ce qui n'est pas elle. Car la question n'a pas qu'un intérêt théorique ; si, comme dans l'observation III, à l'hypothermie, se joignent quelques symptômes péritonéaux, le médecin peut penser à la laparotomie. L'erreur, en effet, a été commise par nos plus savants cliniciens : Chantemesse a fait opérer un de ses malades pour une fausse perforation ; Desmoulins, Quénu, Rochard, Tuffier en ont opéré.

Nous allons donc voir dans quels cas, au cours de la typhoïde, peut survenir l'hypothermie et indiquer les signes qui serviront au diagnostic.

Et d'abord, les *épistaxis*, l'*avortement*, les *processus gangréneux*, spécialement la gangrène pulmonaire, s'accompagnent d'abaissement de température ; mais ici, outre que ces cas paraissent exceptionnels, la simple inspection du malade ou l'examen des crachats permettront rapidement de reconnaître la véritable cause.

De nombreux auteurs ont signalé des *hypothermies thé-*

rapeutiques. On sait en effet que toute thérapeutique anti-pyrétique active peut entraîner de l'hypothermie. Boudet a noté l'hypothermie chez des sujets plongés dans des bains trop froids ; Bouchard l'a vue survenir après l'ingestion d'un gramme de quinine. L'antipyrine jouit d'une mauvaise réputation au point de vue de la production du collapsus. Le pyramidon enfin a entraîné des accidents de ce genre : Eggli a vu la température tomber en quelques heures de 40° à 36°, 35°4 et même 35° sans qu'apparut aucun trouble fonctionnel ou général. Mais Perdu a vu, chez des soldats surmenés et atteints de typhoïde, des crises hypothermiques avec phénomènes généraux assez imquiétants, bien que passagers, se produire après ingestion d'un seul cachet de 0 gr. 35 de pyramidon associé à 0 gr. 35 de bromhydrate de quinine. Mêmes accidents avec la cryogénine.

L'anamnèse sera ici d'un grand secours ; de plus, on pourra constater les autres signes d'intolérance ; l'antipyrine et le pyramidon à doses toxiques s'accompagnent d'érythèmes scarlatiniformes, d'éruptions bulbeuses, de gastralgie et de vomissements ; la quinine produit cet état bien spécial d'ivresse quinique avec vertiges, bourdonnements d'oreilles, quelquefois surdité.

Chantemesse, en énonçant la loi de la constance moyenne, a donné la raison de certaines *hypothermies transitoires.* La température reste à peu près constante chaque jour pendant la période d'état, à condition qu'on fasse la moyenne des températures d'un seul jour. Si, pour une cause quelconque, le thermomètre monte, cette élévation est bientôt suivie dans la même journée d'une baisse compensatrice.

Mais l'évolution de la crise hypothermique dure sou-

vent vingt-quatre heures ; de plus, dans aucune de nos
observations, la température n'avait atteint un très haut
degré avant la crise.

On pourra quelquefois penser à la première rémission
d'un *stade amphibole*. Les phénomènes généraux manque-
ront le plus souvent dans ce cas, et d'ailleurs, la suite de
l'évolution ne tardera pas à montrer la valeur de cette
hypothèse.

En pleine période d'état, on voit parfois apparaître un
syndrome que Chantemesse a décrit sous le nom d'*hypo-
termie relative avec délire* ; le pronostic en est très
grave ; la température se maintient à 37° ; la tension
descend à 8 ou 9 ; si, malgré ces signes, le médecin hésite,
il pourra rechercher l'indice opsonique qui est toujours
fortement abaissé.

Du côté du tube digestif, une complication peut se montrer qui, au début, simulera la crise hypothermique. La
température s'abaisse en effet assez rapidement à 35°,
35°5; mais le principal symptôme est la *diarrhée profuse* ;
le nombre des selles peut aller jusqu'à 10 ; en même temps,
de l'intolérance gastrique avec vomissements incoerci-
bles, du collapsus, achèvent de donner à la maladie l'aspect du choléra. L'ensemble de ces symptômes ne permet
pas un doute de longue durée ; dans aucun cas de crise
hypothermique vraie, les troubles digestifs n'ont été
aussi accentués.

Roger a décrit un syndrome causé par la *dégénérescence
aiguë du foie*. L'abaissement de la température est rapide,
mais persistant, et ceci le différencie bien de l'hypothermie de la crise essentielle. Il y a, de plus, de nombreux

symptômes péritonéaux : douleurs abdominales, vomissements, hoquet, ventre rétracté, nez pincé et sueurs froides. Enfin, la mort est fatale en 48 heures. L'autopsie montre des lésions macroscopiques et microscopiques du foie. Il est bon de savoir que l'abdomen n'est pas contracté malgré la rétraction.

L'*hémorragie intestinale* apparaît le plus souvent vers la troisième semaine, mais ce n'est pas là un caractère distinctif, puisque, nous l'avons vu, la crise hypothermique peut se produire immédiatement avant la convalescence. Bouchard a signalé comme signe prémonitoire de l'hémorragie la disparition du dicrotisme et Teissier une élévation passagère de la tension, mais ce sont là des signes dont la constatation peut rarement être effectuée.

Le diagnostic devra donc se baser sur le grand symptôme de l'hémoragie, nous voulons parler du moelena. C'est dire qu'on ne pourra le faire qu'au bout de quelques heures et qu'il faudra attentivement surveiller les selles. Celles-ci varient d'ailleurs beaucoup comme aspect, suivant l'abondance du sang, et si l'on peut observer des selles noires comme de la suie, du marc de café ou bien de la poix, on peut aussi n'avoir que de minces filets de sang sur des selles absolument normales.

Il semble difficile de tenir compte des autres phénomènes qui accompagnent l'hémorragie : la pâleur, les tintements d'oreille, les vertiges, la rapidité et la mollesse du pouls peuvent en effet s'observer aussi intenses dans la crise hypothermique.

Nous avons signalé plus haut les dangers d'une erreur de diagnostic entre la crise essentielle et la *perforation intestinale* ; aussi croyons-nous devoir insister un peu plus sur ce point.

Tandis que la crise peut s'observer dans toutes les ty-phoïdes, Chantemesse dit que la perforation ne se voit guère que dans les formes graves ; peut-être faut-il sur-tout songer à la gravité de l'épidémie. D'après Potain, la perforation est toujours précédée de diarrhée intense, de ballonnement du ventre et, dans un tiers des cas, d'hé-morragie intestinale.

Mais peut-être ne faut-il pas tenir trop grand compte de ces signes prémonitoires ; il semble en effet que la per-foration s'accompagne le plus souvent de symptômes suf-fisamment nets pour faire un diagnostic certain d'avec la crise hypothermique.

La douleur, d'après Dieulafoy, contrairement à l'opi-nion de Trousseau et de Potain, semble ne pas être cons-tante dans la perforation ; en tout cas, dit Chantemesse, elle n'est pas pathognomonique. Brown a constaté, lors-qu'elle existe, son déplacement avec la position du malade.

La défense musculaire et la contracture abdominale sont des signes autrement nets, et qui semblent accompa-gner rarement la crise hypothermique essentielle.

La perforation peut ne s'accompagner d'aucun change-ment de température ; celle-ci peut quelquefois s'élever ; le plus souvent, comme dans la crise, elle s'abaisse ; mais dans ce cas la réascension est beaucoup plus lente.

Si l'on a soin de tâter fréquemment le pouls, on pourra constater un signe caractéristique : Briggs affirme qu'au moment de la perforation le nombre des pulsations aug-mente subitement de vingt.

Le ballonnement, la disparition de la matité hépatique ne sont pas constants ; la matité dans les flancs, le bruit hydroaérique sont des phénomènes trop rares.

Le vomissement, le hoquet peuvent exister dans les deux cas. Sieur, Picqué, Delbet ont observé dans la perforation des mictions douloureuses dues à la péritonite périnéale, mais le malade de Courtellemont et Hautefeuille avait aussi de la dysurie.

Enfin, Brown a signalé un phénomène assez original : quand on place le stéthoscope au niveau de la région habituelle des perforations et qu'on applique brusquement l'oreille sur l'appareil, on perçoit des crépitations fines sur une étendue limitée de 5 centimètres de diamètre, qui témoignent de la péritonite encore localisée.

Si ces signes ne suffisent pas à imposer le diagnostic, le médecin peut demander des résultats plus précis aux méthodes de laboratoire.

La perforation s'accompagne d'apparition brusque de la leucocytose polynucléaire. Briggs, Rushel, Cushing disent même que ce signe est des plus précoces ; il serait en tout cas fort caractéristique, car la typhoïde normale s'accompagne de leucopénie, et rien de semblable n'apparaît dans la crise hypothermique essentielle. Mais cette méthode offre-t-elle toute la sécurité qu'on a voulu lui reconnaître ? Sans doute, Briggs a observé 31.600 polynucléaires ; Russel, une fois 32.000, une autre 28.000 ; mais on cite aussi des cas où le nombre de leucocytes n'a pas dépassé 3.200 et 4.200. D'ailleurs, bien des complications peuvent élever le taux des polynucléaires. Pour que ce signe ait la valeur qu'on veut lui donner, il faut avoir une numération antérieure aux accidents et n'estimer qu'une leucocytose réellement abondante.

Enfin, dans des cas particulièrement douteux, le médecin aura encore à sa disposition une autre méthode de laboratoire : la recherche de l'indice opsonique. Étant de 0,80 à 1,40 chez l'individu normal pour le bacille d'Eberth, il monte à 1,70 dans la dothiénentérie et s'élève à 3,50 ou 4 pendant la période d'état. La crise hypothermi-

que ne lui imprime aucune variation ; au début de la perforation, au contraire, on le voit tomber brusquement à
2,50 ou 2, puis, en 24 heures, descendre au-dessous de
l'unité.

CHAPITRE III

PATHOGENIE

Nous avons vu, dans le précédent chapitre, que le diagnostic différentiel de la crise hypothermique essentielle n'était pas insurmontable.

Sa nature et sa pathogénie sont autrement difficiles à connaître.

Il serait intéressant néanmoins de rechercher la cause de ces anomalies de la température, et c'est ce que nous allons tenter, en étudiant plusieurs hypothèses émises déjà à ce sujet.

I. — Certains auteurs ont cru devoir rattacher ces sortes de crises à des troubles cardiaques ou bulbaires déterminés par le virus typhique diffusé.

Il est de notion courante, en effet, et les expériences de Chantemesse, de Widal, de Rodet et de leurs élèves l'ont bien montré, que la toxine diffusible imprègne chez un typhoïsant tous les viscères et tous les parenchymes et détermine, partout où elle exerce son action, des lésions organiques et des troubles fonctionnels variés.

Deux territoires sont particulièrement sensibles à cette intoxication toxinienne. C'est, d'une part, le bulbe, centre principal des fonctions essentielles de la vie végétative. C'est, d'autre part, le myocarde, qui présente une particularité intéressante à ce point de vue : les fibres de ce muscle creux sont très pauvres en sarcolemme ; elles sont de ce fait peu protégées contre l'imprégnation toxinienne et nous nous expliquons aisément qu'un organe de cette importance, baignant dans un plasma empoisonné, ressente tout particulièrement l'atteinte de la toxine et que son intoxication se manifeste par les phénomènes graves la dilatation aiguë du cœur.

Or, comme le dit avec raison Monnier, rien ne ressemble plus au syndrome de la dilatation aiguë du cœur par myocardite ou au symptôme bulbaire que la crise d'hypothermie essentielle.

On est donc tenté d'invoquer, comme cause de la crise, un trouble fonctionnel ou du cœur, ou du centre bulbaire, ou même de ces deux organes.

Reste à savoir si la physiopathologie clinique peut s'accorder avec cette séduisante supposition.

Nous ne le croyons pas, de par l'histoire clinique des faits rapportés plus haut. Nous avons observé, d'abord, que l'état cardiaque n'avait paru inquiétant, ni avant ni après la crise. Or, on conçoit avec peine qu'une lésion profonde du myocarde ou un trouble fonctionnel symptomatique d'une intoxication massive se manifestent exclusivement par une simple hypothermie transitoire, sans être accompagnés de complications cardiaques plus graves et plus inquiétantes.

D'autre part, il faut reconnaître que la rapidité d'apparition et surtout de disparition de la crise cadre mal avec l'hypothèse tout au moins de lésions organiques cardiaques ou bulbaires.

Si l'aspect clinique d'une dilatation aiguë du cœur par myocardite, ou d'une lésion bulbaire déterminant de la paralysie des centres de la vie végétative a de frappantes analogies avec la crise hypothermique typhique, il est difficile d'admettre que ces altérations profondes puissent disparaître si vite, sans laisser les traces de leurs atteintes.

Est-il en effet nécessaire d'invoquer les cas cliniques dans lesquels la dilatation aiguë du cœur a été suivie d'une terminaison fatale, et ceux, plus nombreux encore, où la mort a été le résultat d'une sidération bulbaire et d'une paralysie des centres primordiaux de la vie organique.

Qu'une erreur soit possible au début même de la crise, rien de plus excusable. Et l'on conçoit volontiers que le médecin réserve prudemment son diagnostic immédiat.

Mais il ne tardera pas à se vérifier si, avec la disparition des troubles d'apparence cardiaque ou bulbaire, on observe, comme c'est la règle, la réélévation de la température, si, d'autre part, on veut bien, dans des circonstances analogues, se rappeler l'existence de ces abaissements brusques de la température au cours de la dothiénentérie.

Si l'on ne peut raisonnablement accuser les lésions organiques du bulbe ou du myocarde, il semble que l'on pourrait mettre ces crises hypothermiques sur le compte de troubles fonctionnels de ces mêmes organes.

Mais le problème pathogénique n'est pas pour cela résolu ; la difficulté n'est que reculée et il reste à savoir quelle est la cause même de ces troubles fonctionnels.

Des auteurs et non des moindres (Charcot, Déjerine, Grasset) ont interprété ces crises comme une claudication intermittente du bulbe consécutive à un faux pas de la fonction nerveuse, faux pas résultant lui-même de l'imprégnation toxinienne des centres nerveux.

Mais le faux pas d'un organe, la claudication intermittente d'un système ne sont pas des phénomènes primitifs ; ils sont la conséquence d'un spasme périodique déterminé par des lésions déjà anciennes de sclérose nerveuse et vasculaire et ils indiquent par ce fait une lésion profonde des organes intéressés.

Ce n'est donc pas à un processus analogue que nous devons rattacher les crises qui nous occupent.

II. — Ces hypothèses, très séduisantes d'ailleurs à première vue, paraissent donc en somme peu acceptables.

Ne pourrait-on pas se rallier à un autre ordre d'idées et ne serait-il pas possible de trouver dans les découvertes bactériologiques contemporaines un autre essai d'explication pathogénique ?

Nous voulons parler de l'opinion que Tissot a cru devoir émettre, opinion basée sur les recherches de Chantemesse et Widal.

On sait, en effet, d'après les travaux de ces deux expérimentateurs, et aussi ceux plus récents de Rodet, Lagriffoul et Wahly, que l'on peut obtenir chez les animaux de laboratoire, par des injections variées de toxine typhique, des courbes de température très différentes dans leur progression.

Inocule-t-on de faibles doses de toxine, le thermomètre s'élève, traduisant ainsi la réaction de défense de l'organisme attaqué.

Injecte-t-on des doses massives d'une toxine suffisamment virulente, on réalise une hypothermie parfois très marquée, pouvant aboutir à l'adynamie et au collapsus.

Or, ce que le laboratoire constate journellement peut très bien se passer dans l'intérieur de l'organisme vivant, et on peut admettre que, sous l'influence d'une dose plus considérable de poison typhique, il s'ensuive dans le milieu intéressé une série de troubles de la région thermorégulatrice, qui donnent lieu à un véritable syndrome hul-

baire fonctionnel, déterminant et des symptômes généraux
et des perturbations cardiaques, créant, en un mot, dans
son ensemble clinique, la crise grave d'hypothermie essentielle que nous avons analysée dans le premier chapitre
de notre travail.

Mais, même en acceptant cette manière de voir, le problème n'est pas entièrement résolu, car il reste à savoir, et
la chose n'est pas actuellement très aisée, sous quelle
action et par quels moyens sont sécrétés avec plus d'abondance les poisons, cause de ces désordres.

Ici, nous en sommes réduit à de pures hypothèses, et
la microbiologie nous présente sur ce point des faits tellement complexes, des expériences tellement décevantes,
que nous devons faire en l'espèce une part prépondérante
au hasard et à l'inconnu.

Cependant, les travaux récents de microbiologistes dis-
tingués, travaux basés sur des expériences de laboratoire
très précises, nous ont appris que l'organisme pouvait,
à de certains moments, présenter, sous des influences diverses, un état spécial d'anaphylaxie qui permettrait aux
corps bactériens de se reproduire avec une énergie toute
particulière, et de sécréter, parmi leurs nombreuses dias-
tases, un produit spécialement destiné à intoxiquer l'un
ou l'autre de nos viscères.

La connaissance de ces faits ne comporte pas seulement
un intérêt de curiosité clinique ; elle a une portée prati-
que de premier ordre. Et si jusqu'à présent le pronostic
de la crise hypothermique essentielle semble devoir être
considéré comme bénin, il n'est pas défendu de croire
que certaines crises pourraient devenir dangereuses sans
un traitement approprié.

III. — Cela est d'autant plus vrai, qu'à ces notions

d'hypertoxicité toxinienne doivent s'ajouter, comme complément indispensable de nos jours, la connaissance approfondie de ces périodes passagères, où l'organisme semble reculer dans sa lutte contre le microbe et où la défense et la réaction générale semblent faire un faux pas dans leur évolution.

La crise hypothermique nous apparaîtrait, dans cette troisième hypothèse, comme une claudication intermittente, fonctionnelle, due, non pas comme le pensaient Charcot, Grasset et Déjerine, à une lésion de sclérose vasculo-nerveuse, mais à un arrêt passager de la réaction organique, arrêt occasionné par l'excès de travail imposé et des attaques subies.

Ce serait, ainsi que le dit M. Euzière, comme une déroute aussitôt conjurée, comme une inhibition passagère des processus de la défense, comme l'ébauche épisodique et transitoire d'une forme ataxique.

Et n'y a-t-il pas, dans cette explication, quelque chose de très acceptable, si on considère combien un organisme qui lutte déjà par toutes ses énergies contre une attaque permanente, à qui l'offensive microbienne ne laisse ni trêve ni merci, se trouve de ce fait dans un état d'équilibre instable qu'un rien peut troubler. Il suffit, en effet, qu'un de ces organes essentiels, dont le rôle consiste à lutter contre l'auto-intoxication générale, vienne à être submergé, pour que, par une solidarité malheureusement réelle, les autres organes de la défense soient à leur tour inhibés, au point de permettre une manifestation de la débâcle de tout l'organisme.

La déchéance des organes doit donc entrer en ligne de compte, et d'ailleurs les innombrables faits de la clinique nous montrent la réalité de ces phénomènes inattendus.

L'exemple le plus connu et le plus suggestif est celui

de l'urémie, dans laquelle tous les émonctoires surmenés jettent parfois un cri de détresse, et on sait que, trop souvent, le faux pas de l'un d'eux détermine par un contre-coup généralisé des complications étendues et malheureusement fatales.

N'en est-il pas de même dans les diathèses graves qui, comme l'obésité, l'arthritisme ou l'éthylisme, déterminent une dénutrition préjudiciable à la défense et aggravent singulièrement toutes les affections intercurrentes.

Et nous savons, depuis Jaccoud, qui l'a très bien notée dans le diabète ordinaire, et depuis Bernheim qui l'a étudiée dans les formes cardiaques sévères, que l'hypothermie peut être due non seulement à une surintoxication aiguë correspondant à une diffusion énorme de toxines bactériennes, mais encore à une inhibition de la réaction protoplasmique tissulaire, déterminant l'arrêt de la fonction thermo-régulatrice et aboutissant à un syndrome préagonique.

Si l'on considère, d'autre part, combien les centres nerveux eux-mêmes sont solidaires entre eux et combien ils sont sensibles aux oscillations de la composition chimique du milieu dans lequel ils baignent, on comprend aisément qu'un changement inattendu dans le plasma d'un intoxiqué et dans l'élément intime de ses parenchymes détermine une de ces grandes perturbations réflexes qui se manifestent par l'hypothermie.

CHAPITRE IV

PRONOSTIC ET TRAITEMENT

Wunderlich prétendait que l'hypothermie n'est fatale par elle-même qu'au-dessous de 33°9. Si l'on s'en tenait à cela, la crise hypothermique essentielle ne devrait jamais entraîner la mort ; mais l'hypothermie n'est pas le seul phénomène anormal, et les désordres sont nombreux pendant la crise qui pourraient amener une terminaison fatale.

Néanmoins, les faits démontrent que le pronostic doit être considéré comme bénin. Il n'y a pas de retentissement sur l'évolution de la maladie, et Courtellemont était frappé du bon état général de sa malade après la crise. Un seul cas a été suivi de mort ; et il ne semble pas que la crise hypothermique ait été cause de l'aggravation chez le jeune typhique de Babonneix : la maladie avait, dès le début, une allure particulièrement grave.

Mais si la terminaison est presque toujours heureuse, peut-être cela tient-il à la rapidité et à l'énergie des moyens thérapeutiques mis en œuvre. Le médecin ne doit pas du tout compter sur la bénignité ; il doit au contraire agir vite et agir énergiquement, au moins dans la crise grave.

Deux indications se posent : tonifier le cœur et relever les forces.

Et pour cela, un des meilleurs moyens à employer sur-le-champ est l'huile camphrée en injections sous-cutanées ; ou encore une solution combinée de 1 milligramme de caféine avec 1, 2, 3 centigrammes de sulfate de strychnine par centimètre cube : une ou deux injections par jour.

L'application de glace sur la région précordiale sera aussi fort utile ; on conseillera des frictions stimulantes, des préparations à base d'alcool, du café, du champagne, une potion à l'acétate d'ammoniaque.

Voici le procédé que recommande Tissot et qui lui a fourni de bons résultats : « Le malade est assis dans une baignoire dont l'eau, à 30 ou 35° lui affleure à peine les seins ; on lui verse aussitôt de l'eau froide à 10, 15° pendant quelques minutes d'une hauteur de 50 centimètres, sur la tête et les épaules ; un massage énergique est pratiqué sur le thorax et les membres, et le malade est replacé dans son lit, entouré de linges chauds, à travers lesquels on continue à le frictionner. »

Si l'interprétation pathogénique que nous avons donnée est juste et si la crise hypothermique est réellement due à une accumulation de toxines, il semblerait logique de faire une saignée ; mais le moyen est un peu dangereux, et en présence d'un malade cyanosé et à cœur défaillant, on hésite à l'employer.

Enfin, dans les cas où le diagnostic d'avec la perforation n'aura pu être porté avec certitude, voici ce que conseille Chantemesse : « Temporiser et administrer au malade du nucléinate de soude, qui favorise la polynucléose défensive, et employer le chauffage intermittent de l'abdomen à 60°, avec un appareil spécial. Buizard conseille de donner au malade la position assise de Fowler qui diminue la surface d'absorption du péritoine. »

CONCLUSIONS

I. — Des observations, peu nombreuses mais très précises, établissent l'existence de ce syndrome : la crise hypothermique au cours de la dothiénentérie.

Il est caractérisé avant tout par un abaissement de température pouvant aller jusqu'à 34°, et en second lieu par du collapsus cardiaque et des phénomènes critiques : sueur, frissons, quelquefois polyurie.

II. — Le diagnostic différentiel doit s'établir avec les autres complications de la typhoïde pouvant produire de l'hypothermie et surtout avec l'hémorragie et la perforation intestinales.

III. — La pathogénie peut être interprétée de trois façons :

1° On peut accuser une lésion organique du bulbe et du myocarde ;

2° On peut penser à une décharge massive et inattendue de toxines éberthiennes ;

3° On peut enfin invoquer un faux pas de la réaction de défense dans un organisme déjà surmené.

Les deux dernières hypothèses paraissent les plus acceptables et sont en accord avec les connaissances bactériologiques admises de nos jours.

IV. — Le pronostic est bénin, mais le traitement doit, malgré tout, être énergique. Plusieurs indications : tonifier le cœur, relever les forces et, si l'on admet la seconde interprétation pathogénique, favoriser par la saignée la désintoxication de l'organisme.

———

BIBLIOGRAPHIE

BABONNEIX. — Sur quelques cas de fièvre typhoïde infantile. Gazette des hôpitaux, 1910.

BLAIRE. — Contribution à l'étude des fausses perforations de l'intestin dans la fièvre typhoïde. Thèse de Paris, 1904.

BOUCHARD et BRISSAUD. — Traité de médecine.

CHANTEMESSE et LAMY. — Compte-rendu du Congrès de 1900 ; Action des toxines sur le cœur.

CHANTEMESSE et PODWITOWSKI. — Processus généraux. Article : fièvre.

CHANTEMESSE et WIDAL. — Annales de l'Institut Pasteur 1892. Description de l'infection typhique chez un cobaye inoculé avec un virus exalté.

CHANTEMESSE. — Mémoires de la Société de biologie. Sur la toxine typhoïde soluble, 1897.

COURMONT. — Pathologie générale.

COURTELLEMONT et HAUTEFEUILLE. — Fièvre typhoïde et crises hypothermiques. Echo médical du Nord, 1908.

DIEULAFOY. — Manuel de pathologie interne.

EGOLI. — Traitement de la fièvre typhoïde par le pyramidon. Thèse de Lyon, 1903.

EUZIÈRE. — Fièvre typhoïde et crises hypothermiques. Province médicale, 1909.

FREUND. — Subnormal température in feber typh. J. Am. M. Ast. Chicago, 1898.

GRASSET. — Traité élémentaire de physiopathologie clinique.

GRIESINGER. — Traité des maladies infectieuses, 1877.

GUYON. — *In* Traité de pathologie générale de Bouchard ; article Hypothermie.

JACCOUD. — Pathologie interne.

LÉGER. — Les abaissements thermiques brusques dans la fièvre typhoïde. Annales médicales de Caen, 1906.

MONNIER. — Crises hypothermiques dans la fièvre typhoïde. Gazette médicale de Nantes, 1907.

ORTIZ. — Fièvre typhoïde apyrétique. Thèse de Paris, 1894.

PHILIBERT. — La perforation intestinale dans la fièvre typhoïde. Gazette des hôpitaux, 1910.

RODET, LAGRIFFOUL et WAHBY. — La toxine soluble du bacille d'Eberth. Archives de médecine expérimentale, 1904.

ROSENTHAL. — Subnormal temperature in typhoïd feber. M. J. Philadelphie, 1898.

TEISSIER. — Pyrexies apyrétiques. Semaine médicale 1894.

TISSOT. — Des abaissements insolites et brusques qui surviennent dans la courbe thermique normale de la fièvre typhoïde. Thèse de Paris, 1905.

VILLAUME. — De la forme cardiaque de la fièvre typhoïde. Thèse de Nancy, 1887.

WUNDERLICH. — Das Verhalten der Eigenwoerme in Krankheiten. Leipzig, 1870.

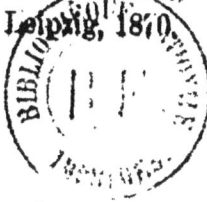

SERMENT

En présence des Maîtres de cette Ecole, de mes chers condisciples, et devant l'effigie d'Hippocrate, je promets et je jure, au nom de l'Etre suprême, d'être fidèle aux lois de l'honneur et de la probité dans l'exercice de la Médecine. Je donnerai mes soins gratuits à l'indigent, et n'exigerai jamais un salaire au-dessus de mon travail. Admis dans l'intérieur des maisons, mes yeux ne verront pas ce qui s'y passe ; ma langue taira les secrets qui me seront confiés, et mon état ne servira pas à corrompre les mœurs ni à favoriser le crime. Respectueux et reconnaissant envers mes Maîtres, je rendrai à leurs enfants l'instruction que j'ai reçue de leurs pères.

Que les hommes m'accordent leur estime si je suis fidèle à mes promesses ! Que je sois couvert d'opprobre et méprisé de mes confrères si j'y manque !

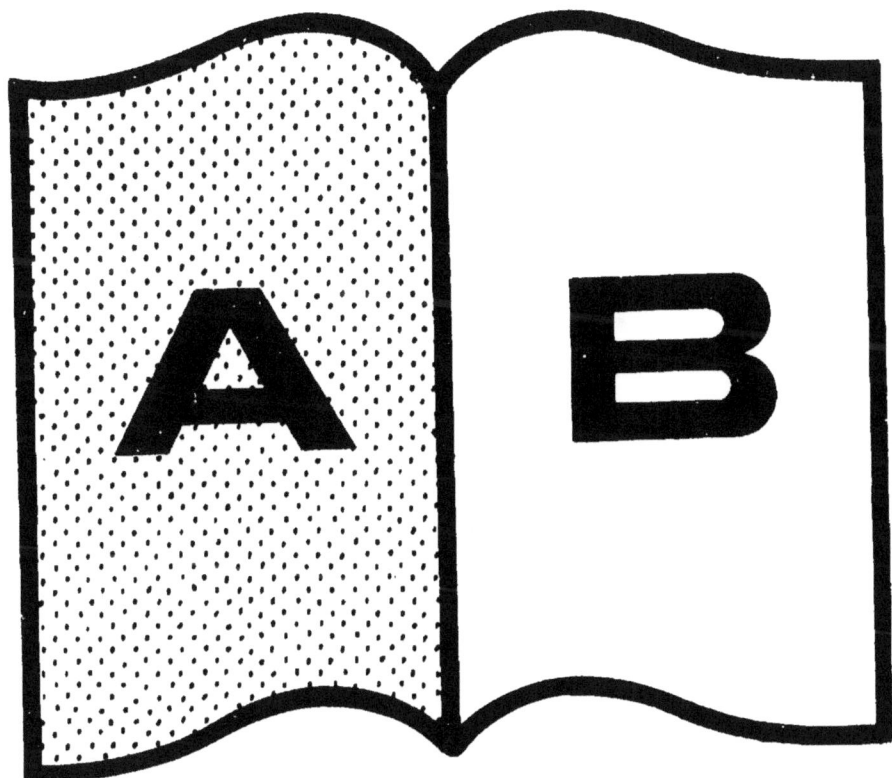

Contraste insuffisant

NF Z 43-120-14